49 Jugos Para Solucionar el Dolor de Cabeza y la Migraña:

Pare las Migrañas y Dolores de Cabeza En Cuestión de Día Sin Píldoras o Tratamientos Médicos

Por

Joe Correa CSN

DERECHOS DE AUTOR

Esta publicación está diseñada para proveer información precisa y autoritaria respecto al tema en cuestión. Es vendido con el entendimiento de que ni el autor ni el editor están envueltos en brindar consejo médico. Si éste fuese necesario, consultar con un doctor. Este libro es considerado una guía y no debería ser utilizado en ninguna forma perjudicial para su salud. Consulte con un médico antes de iniciar este plan nutricional para asegurarse que sea correcto para usted.

RECONOCIMIENTOS

Este libro está dedicado a mis amigos y familiares que han tenido una leve o grave enfermedad, para que puedan encontrar una solución y hacer los cambios necesarios en su vida.

49 Jugos Para Solucionar el Dolor de Cabeza y la Migraña:

Pare las Migrañas y Dolores de Cabeza En Cuestión de Día Sin Píldoras o Tratamientos Médicos

Por

Joe Correa CSN

CONTENIDOS

Derechos de Autor

Reconocimientos

Acerca Del Autor

Introducción

49 Jugos Para Solucionar el Dolor de Cabeza y la Migraña: Pare las Migrañas y Dolores de Cabeza En Cuestión de Día Sin Píldoras o Tratamientos Médicos

Otros Títulos de Este Autor

ACERCA DEL AUTOR

Luego de años de investigación, honestamente creo en los efectos positivos que una nutrición apropiada puede tener en el cuerpo y la mente. Mi conocimiento y experiencia me han ayudado a vivir más saludablemente a lo largo de los años y los cuales he compartido con familia y amigos. Cuanto más sepa acerca de comer y beber saludable, más pronto querrá cambiar su vida y sus hábitos alimenticios.

La nutrición es una parte clave en el proceso de estar saludable y vivir más, así que empiece ahora. El primer paso es el más importante y el más significativo.

INTRODUCCIÓN

49 Jugos Para Solucionar el Dolor de Cabeza y la Migraña: Pare las Migrañas y Dolores de Cabeza En Cuestión de Día Sin Píldoras o Tratamientos Médicos

Por

Joe Correa CSN

Los dolores de cabeza son un problema común que las personas experimentan todo el tiempo durante su vida. Por lo general, aparecen y desaparecen espontáneamente sin causar problemas ni daños graves. En estos casos, los dolores de cabeza están relacionados con el estrés, problemas con los vasos sanguíneos, el sistema nervioso, la inactividad física o problemas con los músculos del cuello o los ojos.

Saber la diferencia entre un dolor de cabeza y una migraña es extremadamente importante porque puede significar un mejor método de tratamiento y prevenir el dolor futuro.

A diferencia de los dolores de cabeza tradicionales de baja intensidad que aparecen y desaparecen sin ningún patrón, las migrañas son más dolorosas y a menudo son un tipo de dolor de cabeza más severo. Le siguen algunos síntomas estándar que incluyen náuseas, vómitos, sensibilidad a la luz detrás de un ojo u oreja, e incluso pérdida temporal de la visión. En algunos casos, las personas experimentan dolores de cabeza tan severos que son hospitalizados.

Algunas personas tienden a desarrollar patrones de migraña que aparecen un par de días antes de que ocurra un dolor de cabeza. Este fenómeno se conoce como la fase de "pródromo" e incluye irritabilidad, diferentes antojos de alimentos, bostezos, depresión, rigidez en el cuello y estreñimiento. En combinación con dolores de cabeza severos de migraña, estos síntomas afectan la calidad de vida y deben ser tratados.

Buscar atención médica profesional es una prioridad cuando se trata de dolores de cabeza y / o migrañas. Su médico determinará la causa definitiva de sus problemas y le recetará el tratamiento correcto. Sin embargo, hay ciertas cosas que puedes hacer por ti mismo para evitar el dolor. Algunos alimentos como frutas y verduras frescas, verduras de hoja verde, arroz y granos enteros han demostrado prevenir o al menos aliviar el dolor de cabeza y la migraña.

Como alguien que ha sido capaz de eliminar los dolores de cabeza crónicos, he descubierto que comer muchas frutas y verduras frescas todos los días me ayudó a controlar el dolor. Además, aumenta el consumo de agua y reduce el consumo de carne roja.

La forma más fácil de obtener la cantidad correcta de alimentos es definitivamente un jugo casero fresco sin ningún tipo de aditivos o azúcares poco saludables.

Así es como se me ocurrió la idea de crear esta colección de recetas de jugos para migrañas y dolores de cabeza. Es la manera más fácil, rápida y económica de administrarle a su cuerpo una dosis diaria de valiosas vitaminas y minerales, limpiar su cuerpo y prevenir dolores de cabeza repentinos.

Preparar estos jugos todos los días significará una vida más feliz y más saludable, sin constantes dolores de cabeza, migrañas o cualquier otro síntoma relacionado con estas afecciones. ¡Comienza hoy y veras los resultados dentro de poco tiempo!

49 JUGOS PARA SOLUCIONAR EL DOLOR DE CABEZA Y LA MIGRAÑA: PARE LAS MIGRAÑAS Y DOLORES DE CABEZA EN CUESTIÓN DE DÍA SIN PÍLDORAS O TRATAMIENTOS MÉDICOS

1.   Jugo de Repollo y Manzana

Ingredientes:

1 taza de repollo verde, en trozos

1 manzana Granny Smith pequeña, sin centro

2 tazas de brócoli, en trozos

1 taza de coliflor, en trozos

¼ cucharadita de cúrcuma, molida

2 onzas de agua

Preparación:

Lavar el repollo bajo agua fría, y colar. Trozar y dejar a un lado.

Lavar la manzana y cortarla por la mitad. Remover el

centro y trozar. Dejar a un lado.

Lavar el brócoli y recortar las capas externas. Trozar y rellenar un vaso medidor. Reservar el resto.

Lavar la coliflor y recortar las hojas externas. Trozar y rellenar un vaso medidor. Reservar el resto en la nevera.

Lavar el tallo de cebolla y trozar. Dejar a un lado.

Combinar el repollo, manzana, brócoli y coliflor en una juguera, y pulsar.

Transferir a un vaso y añadir la cúrcuma y agua. Refrigerar 5 minutos antes de servir.

Información nutricional por porción: Kcal: 142, Proteínas: 8.9, Carbohidratos: 42.2g, Grasas: 1.3g

2.   Jugo de Manzana y Kiwi

Ingredientes:

1 manzana Roja Deliciosa, sin centro y en trozos

1 kiwi entero, sin piel y en trozos

1 taza de arándanos

1 limón entero, por la mitad

¼ cucharadita de jengibre, molido

1 onza de agua

Preparación:

Lavar la manzana y cortarla por la mitad. Remover el centro y trozar. Dejar a un lado.

Pelar el kiwi y trozarlo. Reservar el jugo.

Poner los arándanos en un colador. Lavar bajo agua fría y colar. Rellenar un vaso medidor y reservar el resto en la nevera.

Pelar el limón y cortarlo por la mitad. Dejar a un lado.

Combinar la manzana, kiwi, arándanos y limón en una

juguera, y pulsar. Transferir a un vaso y añadir el jengibre, agua y jugo de kiwi.

Agregar hielo picado y servir inmediatamente.

Información nutricional por porción: Kcal: 217, Proteínas: 3.2g, Carbohidratos: 66.2g, Grasas: 1.3g

3.   Jugo Verde de Coco

Ingredientes:

1 taza de verdes de remolacha, en trozos

1 taza de col rizada, en trozos

1 taza de perejil, en trozos

2 pepinos pequeños, sin piel

1 lima entera, sin piel y por la mitad

1 cucharada de jarabe de agave

3 cucharadas de agua de coco

Preparación:

Combinar los verdes de remolacha, col rizada y perejil en un colador grande. Lavar bajo agua fría y colar. Trozar y dejar a un lado.

Lavar el pepino y cortarlo en rodajas. Dejar a un lado.

Pelar la lima y cortarla por la mitad. Dejar a un lado.

Combinar los verdes de remolacha, col rizada, perejil, pepino y lima en una juguera. Pulsar, transferir a un vaso y añadir el agave y agua de coco.

Mezclar bien y servir frío.

Información nutricional por porción: Kcal: 139, Proteínas: 10.6g, Carbohidratos: 42.2g, Grasas: 1.9g

4.   Jugo de Pera y Frambuesa

Ingredientes:

3 peras grandes, sin centro y en trozos

1 taza de frambuesas frescas

1 remolacha mediana, recortada

1 limón grande, sin piel

1 onza de agua

Preparación:

Lavar la pera y cortarla por la mitad. Remover el centro y trozar. Dejar a un lado.

Lavar las frambuesas en un colador y colar. Dejar a un lado.

Lavar la remolacha y recortar las partes verdes. Pelar y trozar. Dejar a un lado.

Pelar el limón y cortarlo por la mitad. Dejar a un lado.

Combinar la pera, frambuesas, remolacha y limón en una juguera. Pulsar.

Transferir a un vaso y añadir el agua. Agregar hielo picado y servir inmediatamente.

Información nutricional por porción: Kcal: 378, Proteínas: 2.7g, Carbohidratos: 133g, Grasas: 2.7g

5.   Jugo de Acelga y Manzana

Ingredientes:

1 taza de Acelga, en trozos

1 manzana verde grande, sin centro

1 taza de albahaca fresca, en trozos

1 limón grande, sin piel

1 taza de menta fresca, en trozos

2 onzas de agua

Preparación:

Combinar la albahaca, acelga y menta en un colador grande. Lavar bajo agua fría. Trozar y dejar a un lado.

Lavar la manzana y cortarla por la mitad. Remover el centro y trozar. Dejar a un lado.

Pelar el limón y cortarlo por la mitad.

Combinar la acelga, manzana, albahaca, menta y limón en una juguera, y pulsar. Transferir a un vaso y añadir el agua.

Refrigerar 5 minutos antes de servir.

Información nutricional por porción: Kcal: 126, Proteínas: 3.9g, Carbohidratos: 39.1g, Grasas: 1.1g

6.   Jugo de Zanahoria y Berro

Ingredientes:

2 zanahorias grandes, en rodajas

1 taza de berro, en trozos

1 taza de ananá, en trozos

1 lima grande, sin piel

1 nudo de jengibre pequeño, sin piel

2 onzas de agua

Preparación:

Lavar y pelar las zanahorias. Cortar en rodajas finas y dejar a un lado.

Lavar el berro bajo agua fría. Romper con las manos y dejar a un lado.

Cortar la parte superior del ananá y pelarlo. Trozar y dejar a un lado.

Pelar la lima y cortarla por la mitad. Dejar a un lado.

Pelar el jengibre y trozarlo. Dejar a un lado.

Combinar las zanahorias, berro, ananá, limón y jengibre en una juguera, y pulsar.

Transferir a un vaso y añadir agua.

Agregar hielo y servir.

Información nutricional por porción: Kcal: 135, Proteínas: 3.3g, Carbohidratos: 40.6g, Grasas: 3.3g

7.   Jugo de Apio y Cúrcuma

Ingredientes:

1 taza de apio, en trozos

¼ cucharadita de cúrcuma, molida

1 taza de espárragos, recortados

1 pimiento verde grande, en trozos

¼ cucharadita de jengibre, molido

1 onza de agua

Preparación:

Lavar y trozar el apio. Dejar a un lado.

Lavar los espárragos y recortar las puntas. Trozar y rellenar un vaso medidor. Reservar el resto en la nevera.

Lavar el pimiento y cortarlo por la mitad. Remover la rama y semillas. Trozar y dejar a un lado.

Combinar el apio, espárragos y pimiento en una juguera, y pulsar. Transferir a un vaso y añadir la cúrcuma, jengibre y agua.

Agregar hielo y servir inmediatamente.

Información nutricional por porción: Kcal: 48, Proteínas: 5.1g, Carbohidratos: 15.8g, Grasas: 0.6g

8.   Jugo de Manzana y Espárragos

Ingredientes:

1 manzana Granny Smith grande, sin centro

1 taza de espárragos frescos, recortados

3 naranjas medianas, sin piel y en gajos

¼ cucharadita de cúrcuma, molida

2 onzas de agua

Preparación:

Pelar las naranjas y dividirlas en gajos. Dejar a un lado.

Lavar la manzana y remover el centro. Trozar y dejar a un lado.

Lavar los espárragos bajo agua fría y recortar las puntas. Trozar y dejar a un lado.

Combinar la manzana, espárragos y naranjas en una juguera, y pulsar. Transferir a un vaso y añadir la cúrcuma y agua.

Refrigerar 5 minutos antes de servir.

Información nutricional por porción: Kcal: 316, Proteínas: 9.1g, Carbohidratos: 98.1g, Grasas: 1.2g

9.   Jugo de Pera y Pimiento

Ingredientes:

1 pera grande, sin centro y en trozos

1 pimiento rojo grande, en trozos

2 tazas de remolachas, en trozos

1 limón grande, sin piel

1 rodaja de jengibre pequeña, sin piel

2 onzas de agua

Preparación:

Lavar la pera y cortarla por la mitad. Remover el centro y trozar. Dejar a un lado.

Lavar el pimiento y cortarlo por la mitad. Remover las semillas y trozar. Dejar a un lado.

Lavar las remolachas y recortar las puntas verdes. Trozar y rellenar un vaso medidor. Reservar los verdes para otro jugo. Dejar a un lado.

Pelar el limón y cortarlo por la mitad. Dejar a un lado.

Pelar el jengibre y cortarlo por la mitad. Dejar a un lado.

Combinar la pera, pimiento, remolachas, limón y jengibre en una juguera. Pulsar y transferir a vasos.

Añadir el agua y un poco de hielo antes de servir.

Información nutricional por porción: Kcal: 239, Proteínas: 7.5g, Carbohidratos: 76.7g, Grasas: 1.4g

10.   Jugo de Palta y Col Rizada

Ingredientes:

1 taza de palta, en cubos

1 taza de col rizada fresca, en trozos

2 tazas de Lechuga Iceberg, en trozos

1 kiwi entero, sin piel y por la mitad

1 pepino entero, en rodajas

Preparación:

Pelar la palta y cortarla por la mitad. Remover el carozo y cortar en cubos. Rellenar un vaso medidor y reservar el resto.

Combinar la col rizada y lechuga en un colador grande. Lavar bajo agua fría y trozar. Dejar a un lado.

Pelar el kiwi y cortarlo por la mitad. Dejar a un lado.

Lavar el pepino y cortarlo en rodajas. Rellenar un vaso medidor y reservar el resto.

Combinar la palta, col rizada, lechuga, kiwi y pepino en una juguera, y pulsar. Transferir a un vaso y añadir hielo antes de servir.

Información nutricional por porción: Kcal: 304, Proteínas: 9.8g, Carbohidratos: 42.8g, Grasas: 23.6g

11.   Jugo de Espinaca y Berro

Ingredientes:

2 tazas de espinaca, en trozos

1 taza de berro, en trozos

1 taza de col rizada, en trozos

1 taza de Acelga, en trozos

¼ cucharadita de jengibre, molido

1 onza de agua

Preparación:

Combinar la espinaca, berro, col rizada y acelga en un colador grande. Lavar bajo agua fría, colar y trozar.

Transferir los verdes a una juguera y pulsar. Transferir a un vaso y añadir el jengibre y agua.

Refrigerar 10 minutos antes de servir.

Información nutricional por porción: Kcal: 87, Proteínas: 16.3g, Carbohidratos: 22.9g, Grasas: 2.4g

12.   Jugo de Banana y Manzana

Ingredientes:

1 taza de semillas de granada

1 banana grande, en trozos

1 manzana Granny Smith pequeña, sin centro

1 taza de frambuesas

¼ cucharadita de jengibre, molido

Preparación:

Pelar la banana y trozarla. Dejar a un lado.

Lavar la manzana y cortarla por la mitad. Remover el centro y trozar. Dejar a un lado.

Cortar la parte superior de la granada y bajar hacia las membranas blancas. Remover las semillas a un vaso medidor y dejar a un lado.

Lavar las frambuesas bajo agua fría, colar y dejar a un lado.

Combinar la banana, manzana, semillas de granada y frambuesas en una juguera, y pulsar. Transferir a un vaso y añadir el jengibre.

Agregar hielo y servir inmediatamente.

Información nutricional por porción: Kcal: 265, Proteínas: 5.1g, Carbohidratos: 81.6g, Grasas: 2.5g

13. Jugo de Moras y Menta

Ingredientes:

1 taza de moras

1 taza de menta fresca, en trozos

1 lima entera, sin piel

1 taza de ananá, en trozos

2 onzas de agua de coco

Preparación:

Poner las moras en un colador grande. Lavar bajo agua fría, colar y dejar a un lado.

Lavar y colar la menta. Trozar y dejar a un lado.

Pelar la lima y cortarla por la mitad. Dejar a un lado.

Cortar la parte superior del ananá. Remover la piel y cortar en rodajas finas. Rellenar un vaso medidor y reservar el resto.

Combinar las moras, menta, lima y ananá en una juguera. Pulsar y transferir a un vaso.

Añadir el agua de coco y algunos cubos de hielo antes de servir.

Información nutricional por porción: Kcal: 125, Proteínas: 4g, Carbohidratos: 42.9g, Grasas: 1.2g

14. Jugo de Naranja y Uva

Ingredientes:

1 naranja roja grande, sin piel

1 taza de uvas verdes

1 taza de remolachas, recortadas y en rodajas

1 damasco entero, sin carozo

1 cucharada de agua de coco

Preparación:

Pelar la naranja y dividirla en gajos. Cortar cada gajo por la mitad y dejar a un lado.

Lavar las uvas y remover las ramas. Dejar a un lado.

Lavar las remolachas y recortar las puntas verdes. Cortar en rodajas y rellenar un vaso medidor. Reservar el resto.

Lavar el damasco y cortarlo por la mitad. Remover el carozo y trozar. Dejar a un lado.

Combinar la naranja, uvas, remolachas y damascos en una juguera, y pulsar. Transferir a un vaso y añadir el agua de coco.

Agregar hielo y servir inmediatamente.

Información nutricional por porción: Kcal: 184, Proteínas: 4.9g, Carbohidratos: 54.3g, Grasas: 0.9g

15. Jugo de Limón y Sandía

Ingredientes:

1 limón entero, sin piel

1 taza de sandía, en trozos

1 pera grande, en trozos

1 taza de arándanos agrios

¼ cucharadita de canela, molida

1 onza de agua

Preparación:

Pelar el limón y cortarlo por la mitad. Dejar a un lado.

Cortar la sandía por la mitad. Cortar un gajo grane y reservar el resto en la nevera. Pelar la rodaja y cortarla en cubos. Remover las semillas y rellenar un vaso medidor. Dejar a un lado.

Lavar la pera y cortarla por la mitad. Remover el centro y trozar. Dejar a un lado.

Poner los arándanos agrios en un colador y lavar bajo agua fría. Colar y dejar a un lado.

Combinar el limón, sandía, pera y arándanos agrios en una juguera, y pulsar. Transferir a un vaso y añadir la canela y agua.

Refrigerar 5 minutos antes de servir.

Información nutricional por porción: Kcal: 186, Proteínas: 2.8g, Carbohidratos: 64.1g, Grasas: 0.8g

16.　　Jugo de Ciruela y Cantalupo

Ingredientes:

1 ciruela entera, en trozos

1 taza de cantalupo, en trozos

1 naranja grande, sin piel

1 taza de menta fresca, en trozos

¼ cucharadita de jengibre, molido

Preparación:

Lavar la ciruela y cortarla por la mitad. Remover el carozo y trozar. Dejar a un lado.

Cortar el cantalupo por la mitad. Remover las semillas y pulpa. Cortar y pelar un gajo grande. Trozar y rellenar un vaso medidor. Reservar el resto en la nevera.

Pelar la naranja y dividirla en gajos. Cortar cada gajo por la mitad y dejar a un lado.

Lavar la menta bajo agua fría. Trozar y dejar a un lado.

Combinar la naranja, ciruela, cantalupo y menta en una juguera, y pulsar. Transferir a un vaso y añadir el jengibre.

Agregar hielo y servir inmediatamente.

Información nutricional por porción: Kcal: 151, Proteínas: 4.4g, Carbohidratos: 45.6g, Grasas: 0.9g

17.   Jugo de Banana y Lima

Ingredientes:

1 banana grande, en trozos

1 lima entera, sin piel

1 taza de sandía, en trozos

1 taza de menta fresca, en trozos

1 manzana Granny Smith pequeña, sin centro

¼ cucharadita de canela, molida

Preparación:

Pelar la banana y trozarla. Dejar a un lado.

Pelar la lima y cortarla por la mitad. Dejar a un lado.

Cortar la sandía por la mitad. Cortar un gajo grane y reservar el resto en la nevera. Pelar la rodaja y cortarla en cubos. Remover las semillas y rellenar un vaso medidor. Dejar a un lado.

Lavar la menta bajo agua fría. Colar y trozar. Dejar a un lado.

Lavar la manzana y cortarla por la mitad. Remover el centro y trozar. Dejar a un lado.

Combinar la banana, lima, sandía, menta y manzana en una juguera, y pulsar. Transferir a un vaso y añadir la canela.

Agregar hielo picado y servir inmediatamente.

Información nutricional por porción: Kcal: 239, Proteínas: 4.2g, Carbohidratos: 69.5g, Grasas: 1.2g

18.   Jugo de Moras y Manzana

Ingredientes:

1 taza de moras

1 manzana Dorada Deliciosa pequeña, sin centro

1 taza de frutillas, en trozos

1 pera grande, en trozos

¼ cucharadita de canela, molida

1 onza de agua

Preparación:

Lavar las moras usando un colador. Colar y dejar a un lado.

Lavar la manzana y cortarla por la mitad. Remover el centro y trozar. Dejar a un lado.

Lavar las frutillas y remover las hojas. Trozar y rellenar un vaso medidor. Reservar el resto en la nevera.

Lavar la pera y cortarla por la mitad. Remover el centro y trozar. Dejar a un lado.

Combinar las moras, manzana, frutillas y pera en una juguera, y pulsar. Transferir a un vaso y añadir la canela.

Refrigerar 5 minutos antes de servir.

Información nutricional por porción: Kcal: 246, Proteínas: 4.2g, Carbohidratos: 82.1g, Grasas: 1.7g

19.   Jugo de Hinojo y Manzana

Ingredientes:

1 taza de hinojo, en trozos

1 manzana Granny Smith pequeña, sin centro

1 naranja grande, sin piel

1 taza de arándanos

¼ cucharadita de jengibre, molido

Preparación:

Recortar las capas marchitas del hinojo. Trozarlo y rellenar un vaso medidor. Reservar el resto.

Lavar la manzana y cortarla por la mitad. Remover el centro y trozar. Dejar a un lado.

Pelar la naranja y dividirla en gajos. Cortar cada gajo por la mitad y dejar a un lado.

Poner los arándanos en un colador y lavarlas bajo agua fría. Colar y dejar a un lado.

Combinar el hinojo, manzana, naranja y arándanos en una juguera, y pulsar. Transferir a un vaso y añadir el jengibre.

Agregar cubos de hielo y servir inmediatamente.

Información nutricional por porción: Kcal: 222, Proteínas: 4.5g, Carbohidratos: 69.1g, Grasas: 1.5g

20.   Jugo de Espinaca y Granada

Ingredientes:

1 taza de espinaca fresca, en trozos

1 taza de semillas de granada

1 taza de batata, en cubos

1 limón entero, sin piel

2 onzas de agua

Preparación:

Lavar la espinaca bajo agua fría. Colar y trozar. Dejar a un lado.

Cortar la parte superior de la granada y bajar hacia las membranas blancas. Remover las semillas a un vaso medidor y dejar a un lado.

Pelar la batata y cortarla en cubos. Poner en una olla profunda y añadir 3 tazas de agua. Hervir y cocinar por 5 minutos. Remover del fuego y colar. Dejar a un lado.

Pelar el limón y cortarlo por la mitad. Dejar a un lado.

Combinar la espinaca, semillas de granada, batata y limón

en una juguera. Pulsar.

Transferir a un vaso y añadir el agua. Agregar hielo y servir inmediatamente.

Información nutricional por porción: Kcal: 195, Proteínas: 10.2g, Carbohidratos: 56.1g, Grasas: 2.1g

21.   Jugo de Sandía y Banana

Ingredientes:

1 gajo grande de sandía

1 banana grande, en rodajas

1 taza de frutillas, en trozos

2 duraznos enteros, sin carozo

Preparación:

Cortar la sandía por la mitad. Cortar un gajo grane y reservar el resto en la nevera. Pelar la rodaja y cortarla en cubos. Remover las semillas y rellenar un vaso medidor. Dejar a un lado.

Pelar la banana y cortarla en rodajas finas. Dejar a un lado.

Lavar las frutillas y remover las hojas. Trozar y rellenar un vaso medidor. Reservar el resto en la nevera.

Lavar las ciruelas y cortarlas por la mitad. Remover los carozos y trozar. Dejar a un lado.

Combinar la sandía, banana, frutillas y ciruelas en una

juguera. Pulsar, transferir a un vaso y añadir hielo.

Servir inmediatamente.

Información nutricional por porción: Kcal: 273, Proteínas: 5.1g, Carbohidratos: 78.8g, Grasas: 1.6g

22.   Jugo de Espárragos y Verdes de Ensalada

Ingredientes:

1 taza de espárragos, recortados y en trozos

1 taza de verdes de ensalada, en trozos

1 tomate mediano, en trozos

1 taza de espinaca, en trozos

¼ cucharadita sal

1 rama de romero

Preparación:

Lavar los espárragos y recortar las puntas. Trozar y rellenar un vaso medidor. Dejar a un lado.

Combinar los verdes de ensalada y espinaca en un colador. Lavar bajo agua fría y colar. Trozar y dejar a un lado.

Lavar el tomate y ponerlo en un tazón pequeño. Trozarlo y reservar el jugo. Dejar a un lado.

Combinar los espárragos, verdes de ensalada, tomate y espinaca en una juguera, y pulsar. Transferir a un vaso y añadir el jugo de tomate y sal. Rociar con romero.

Servir inmediatamente.

Información nutricional por porción: Kcal: 66, Proteínas: 11.2g, Carbohidratos: 19.6g, Grasas: 1.5g

23.   Jugo de Frutilla y Manzana

Ingredientes:

1 taza de frutillas, en trozos

1 manzana Granny Smith pequeña, sin centro y en trozos

1 guayaba entera, en trozos

1 limón entero, sin piel y por la mitad

¼ cucharadita de canela, molida

2 onzas de agua

Preparación:

Lavar las frutillas y remover las hojas. Trozar y rellenar un vaso medidor. Reservar el resto en la nevera. Dejar a un lado.

Lavar la manzana y cortarla por la mitad. Remover el centro y trozar. Dejar a un lado.

Pelar la guayaba y cortarla por la mitad. Remover las semillas y lavarlas. Trozar y dejar a un lado.

Pelar el limón y cortarlo por la mitad. Dejar a un lado.

Combinar las frutillas, manzana, guayaba y limón en una juguera, y pulsar. Transferir a un vaso y añadir la canela y agua.

Refrigerar 10 minutos antes de servir.

Información nutricional por porción: Kcal: 136, Proteínas: 3.6g, Carbohidratos: 43.9g, Grasas: 1.3g

24.   Jugo de Lechuga y Repollo

Ingredientes:

1 taza de lechuga de hoja roja, en trozos

1 taza de repollo morado, en trozos

1 alcachofa mediana, en trozos

1 taza de albahaca fresca, en trozos

1 taza de pepino, en rodajas

1 zanahoria grande, en rodajas

Preparación:

Combinar la lechuga y repollo en un colador grande, y lavar bajo agua fría. Colar y trozar. Dejar a un lado.

Recortar las capas externas de la alcachofa. Trozar y dejar a un lado.

Lavar la albahaca con agua fría y trozarla. Dejar a un lado.

Lavar el pepino y cortarlo en rodajas. Rellenar un vaso medidor y reservar el resto en la nevera.

Lavar y pelar la zanahoria. Cortar en rodajas finas y dejar a un lado.

Combinar la lechuga, repollo, alcachofa, albahaca, pepino y zanahoria en una juguera, y pulsar.

Transferir a un vaso y servir inmediatamente.

Información nutricional por porción: Kcal: 88, Proteínas: 7.6g, Carbohidratos: 30.1g, Grasas: 0.7g

25. Jugo de Cereza y Banana

Ingredientes:

1 taza de cerezas, sin carozo

1 banana grande, sin piel

1 taza de arándanos

1 limón entero, sin piel

1 manzana Granny Smith pequeña, sin centro

¼ cucharadita de canela

Preparación:

Lavar las cerezas y cortarlas por la mitad. Remover los carozos y ramas. Dejar a un lado.

Pelar la banana y trozarla. Dejar a un lado.

Lavar los arándanos usando un colador grande. Colar y dejar a un lado.

Pelar el limón y cortarlo por la mitad. Dejar a un lado.

Lavar la manzana y cortarla por la mitad. Remover el centro y trozar. Dejar a un lado.

Combinar las cerezas, banana, arándanos, limón y manzana en una juguera, y pulsar. Transferir a un vaso y añadir la canela.

Agregar hielo y servir inmediatamente.

Información nutricional por porción: Kcal: 340, Proteínas: 5.5g, Carbohidratos: 102g, Grasas: 1.7g

26.   Jugo de Banana y Apio

Ingredientes:

1 banana mediana, en rodajas

1 tallo de apio mediano, en trozos

3 damascos enteros, en trozos

1 manzana pequeña, en trozos

Preparación:

Pelar la banana y trozarla. Dejar a un lado.

Lavar el tallo de apio y trozarlo. Dejar a un lado.

Lavar los damascos y cortarlos por la mitad. Remover los carozos y trozar. Dejar a un lado.

Lavar la manzana y cortarla por la mitad. Remover el centro y trozar. Dejar a un lado.

Combinar la banana, apio, damascos y manzana en una juguera, y pulsar. Transferir a un vaso y añadir hielo.

Servir inmediatamente.

Información nutricional por porción: Kcal: 154, Proteínas: 3.5g, Carbohidratos: 45.8g, Grasas: 1.1g

27.   Jugo de Pepino y Cebolla

Ingredientes:

1 taza de pepino, en trozos

1 cebolla de verdeo, en trozos

1 tomate mediano, en trozos

1 pimiento amarillo, en trozos

¼ cucharadita de Sal Himalaya

3 onzas de agua

Preparación:

Poner el tomate en un tazón y cortarlo en cuartos. Reservar el jugo y dejar a un lado.

Lavar el pimiento y cortarlo por la mitad. Remover las semillas y trozar. Dejar a un lado.

Lavar el pepino y cortarlo en rodajas.

Lavar la cebolla de verdeo y trozarla. Dejar a un lado.

Combinar el pepino, cebolla, tomate y pimiento en una juguera, y pulsar.

Transferir a un vaso y añadir la sal, agua y jugo de tomate.

Agregar cubos de hielo antes de servir.

Información nutricional por porción: Kcal: 73, Proteínas: 3.7g, Carbohidratos: 20.1g, Grasas: 0.9g

28. Jugo de Calabacín y Puerro

Ingredientes:

1 calabacín mediano, sin piel

1 puerro entero, en trozos

1 manzana verde grande, sin piel ni semillas

1 tazas de verdes de mostaza, en trozos

1 taza de Brotes de Bruselas

1 taza de chirivías, en rodajas

¼ cucharadita de jengibre, molido

Preparación:

Lavar el calabacín y cortarlo por la mitad. Remover las semillas, trozar y dejar a un lado.

Lavar el puerro y trozarlo. Dejar a un lado.

Lavar la manzana y remover el centro. Trozar y dejar a un lado.

Lavar los verdes de mostaza y romper con las manos. Dejar a un lado.

Lavar los brotes de Bruselas y recortar las hojas externas. Dejar a un lado.

Lavar las chirivías y cortarlas en rodajas. Dejar a un lado.

Procesar el calabacín, puerro, manzana, verdes de mostaza, brotes de Bruselas y chirivías en una juguera.

Transferir a vasos y refrigerar 10 minutos antes de servir.

Información nutricional por porción: Kcal: 284, Proteínas: 12.3g, Carbohidratos: 83.7g, Grasas: 2.4g

29. Jugo de Apio y Remolacha

Ingredientes:

1 taza de apio, en trozos

1 taza de remolachas, en rodajas

1 taza de semillas de granada

1 taza de zapallo calabaza, en rodajas

1 cucharada de miel

¼ cucharadita de jengibre, molido

Preparación:

Lavar el apio y trozarlo. Dejar a un lado.

Lavar las remolachas y recortar las partes verdes. Trozar y dejar a un lado.

Cortar la parte superior de la granada, y bajar hacia las membranas blancas. Remover las semillas a un vaso medidor y dejar a un lado.

Lavar el zapallo calabaza y cortarlo por la mitad. Remover las semillas, trozar y dejar a un lado. Reservar el resto para otro jugo.

Procesar el apio, remolachas, verdes de remolacha, semillas de granada y calabaza en una juguera.

Transferir a vasos y añadir la miel.

Agregar hielo y servir inmediatamente.

Información nutricional por porción: Kcal: 132, Proteínas: 6.4g, Carbohidratos: 48.8g, Grasas: 1.8g

30.   Jugo de Naranja y Zanahoria

Ingredientes:

1 naranja grande, sin piel y en gajos

1 zanahoria grande, en rodajas

1 taza de calabaza, en cubos

1 taza de pepino, en rodajas

1 nudo de jengibre pequeño, en trozos

Preparación:

Pelar la naranja y dividirla en gajos. Cortar cada gajo por la mitad y dejar a un lado.

Lavar y pelar la zanahoria. Cortar en rodajas finas y dejar a un lado.

Cortar la parte superior de la calabaza, cortarla por la mitad y remover las semillas. Cortar un gajo grande y pelarlo. Cortarlo en cubos y rellenar un vaso medidor. Reservar el resto en la nevera.

Lavar el pepino y cortarlo en rodajas. Rellenar un vaso medidor y reservar. Dejar a un lado.

Pelar el jengibre y trozarlo. Dejar a un lado.

Combinar la naranja, zanahoria, calabaza, pepino y jengibre en una juguera. Pulsar, transferir a un vaso y agregar hielo.

Servir inmediatamente.

Información nutricional por porción: Kcal: 130, Proteínas: 4.1g, Carbohidratos: 39.1g, Grasas: 0.6g

31.   Jugo de Arándanos y Lechuga

Ingredientes:

1 taza de arándanos

1 taza de Lechuga romana, rallada

1 lima entera, sin piel

1 banana grande, en rodajas

1 pepino entero, en rodajas

1 onza de agua

Preparación:

Lavar los arándanos usando un colador pequeño. Colar y rellenar un vaso medidor. Dejar a un lado.

Lavar la lechuga bajo agua fría. Rallarla y rellenar un vaso medidor. Dejar a un lado.

Pelar la lima y cortarla por la mitad. Dejar a un lado.

Pelar la banana y cortar en rodajas. Dejar a un lado.

Lavar el pepino y cortarlo en rodajas. Dejar a un lado.

Combinar los arándanos, lechuga, lima, banana y pepino

en una juguera, y pulsar. Transferir a un vaso y añadir el agua. Agregar hielo picado y servir inmediatamente.

Información nutricional por porción: Kcal: 176, Proteínas: 9.8g, Carbohidratos: 49.5g, Grasas: 1.7g

32.   Jugo de Albahaca y Palta

Ingredientes:

1 taza de albahaca fresca, en trozos

1 taza de palta, en trozos

1 taza de pepino, en rodajas

1 calabacín mediano, en trozos

1 taza de lechuga de hoja roja, en trozos

Preparación:

Combinar la albahaca y lechuga en un colador grande y lavar bajo agua fría. Colar y romper con las manos. Dejar a un lado.

Pelar la palta y cortarla por la mitad. Remover el carozo y trozar. Rellenar un vaso medidor y reservar el resto en la nevera.

Lavar el pepino y cortarlo en rodajas. Rellenar un vaso medidor y refrigerar.

Pelar el calabacín y trozar. Dejar a un lado.

Combinar la albahaca, palta, pepino, lechuga y calabacín

en una juguera. Pulsar, transferir a un vaso y añadir hielo.

Servir inmediatamente.

Información nutricional por porción: Kcal: 234, Proteínas: 6.7g, Carbohidratos: 21.7g, Grasas: 22.3g

33.   Jugo de Miel y Limón

Ingredientes:

1 cucharada miel, cruda

1 limón entero, sin piel

1 taza de frutillas, en trozos

1 taza de espinaca, en trozos

1 lima entera, sin piel

2 onzas de agua

Preparación:

Pelar el limón y lima. Cortarlos por la mitad y dejar a un lado.

Lavar las frutillas y remover las hojas. Trozar y dejar a un lado.

Lavar la espinaca bajo agua fría, colar y trozar. Dejar a un lado.

Combinar la espinaca, limón, lima y frutillas en una juguera, y pulsar. Transferir a un vaso y añadir el agua y miel.

Refrigerar 5 minutos antes de servir.

Información nutricional por porción: Kcal: 81, Proteínas: 5.8g, Carbohidratos: 27.8g, Grasas: 1.4g

34.   Jugo de Cantalupo y Pepino

Ingredientes:

1 taza de cantalupo, en cubos

1 pepino mediano, sin piel

1 taza de espinaca bebé, en trozos

1 taza de arándanos agrios

1 taza de perejil, en trozos

1 cucharada de miel, cruda

Preparación:

Cortar el cantalupo por la mitad. Remover las semillas y pulpa. Cortar dos gajos y pelarlos. Trozar y dejar a un lado. Reservar el resto en la nevera.

Lavar el pepino y cortarlo en rodajas. Dejar a un lado.

Combinar la espinaca y perejil en un colador, y lavar bajo agua fría. Romper con las manos y dejar a un lado.

Lavar los arándanos agrios y dejar a un lado.

Procesar el cantalupo, pepino, perejil, espinaca bebé y

arándanos agrios en una juguera.

Transferir a vasos y añadir la miel.

Refrigerar 5 minutos antes de servir.

Información nutricional por porción: Kcal: 197, Proteínas: 10.2g, Carbohidratos: 58.3g, Grasas: 2.2g

35.   Jugo de Canela y Durazno

Ingredientes:

¼ cucharadita de canela, molida

1 durazno grande, sin carozo y en trozos

1 manzana verde pequeña, sin centro y en trozos

1 banana entera, en rodajas

1 onza de agua de coco

1 cucharada de menta, picada fina

Preparación:

Lavar el durazno y cortarlo por la mitad. Remover el carozo y trozar. Dejar a un lado.

Lavar la manzana y cortarla por la mitad. Remover el centro y trozar. Dejar a un lado.

Pelar la banana y cortarla en rodajas finas. Dejar a un lado.

Combinar el durazno, manzana y bananas en una juguera, y pulsar. Transferir a un vaso y añadir la canela y agua de coco.

Rociar con menta y añadir hielo.

Información nutricional por porción: Kcal: 362, Proteínas: 5.5g, Carbohidratos: 104g, Grasas: 1.7g

36.   Jugo de Palta y Jengibre

Ingredientes:

1 taza de palta, en trozos

1 nudo de jengibre pequeño

1 taza de remolachas, recortadas

1 zanahoria grande, en rodajas

¼ cucharadita cúrcuma, molida

2 onzas agua

Preparación:

Pelar la palta y cortarla por la mitad. Remover el carozo y trozar. Rellenar un vaso medidor y reservar el resto en la nevera.

Pelar el jengibre y trozarlo. Dejar a un lado.

Recortar las partes verdes de la remolacha. Pelar y cortar en rodajas finas. Rellenar un vaso medidor y refrigerar el resto.

Lavar y pelar la zanahoria. Trozar y dejar a un lado.

Combinar la palta, jengibre, remolachas y zanahoria en una juguera. Pulsar y transferir a un vaso. Añadir la cúrcuma y agua, y refrigerar 5 minutos antes de servir.

Información nutricional por porción: Kcal: 265, Proteínas: 5.9g, Carbohidratos: 33.4g, Grasas: 21.8g

37. Jugo de Espárragos y Pepino

Ingredientes:

1 taza de espárragos, en trozos

1 taza de pepino, en rodajas

1 taza de coliflor, en trozos

1 taza de apio, en trozos

¼ cucharadita de cúrcuma, molida

Preparación:

Lavar los espárragos bajo agua fría. Recortar las puntas y trozar. Dejar a un lado.

Lavar el pepino y cortarlo en rodajas. Rellenar un vaso medidor y reservar el resto en la nevera.

Lavar la coliflor y recortar las hojas externas. Trozar y rellenar un vaso medidor. Reservar el resto.

Lavar el apio y trozar. Dejar a un lado.

Combinar los espárragos, pepino, coliflor y apio en una juguera, y pulsar. Transferir a un vaso y añadir la cúrcuma.

Servir inmediatamente.

Información nutricional por porción: Kcal: 52, Proteínas: 6.1g, Carbohidratos: 15.4g, Grasas: 0.7g

38.   Jugo Salado de Palta

Ingredientes:

1 taza de palta, en cubos

1 taza de apio, en trozos

3 rábanos grandes, en trozos

1 calabacín pequeño, en rodajas

1 taza de pepino, en rodajas

¼ cucharadita de sal

1 onza de agua

Preparación:

Pelar la palta y cortarla por la mitad. Remover el carozo y cortar en cubos pequeños. Rellenar un vaso medidor y reservar el resto.

Lavar el apio y trozarlo. Dejar a un lado.

Lavar los rábanos y trozarlos. Dejar a un lado.

Lavar el calabacín y cortar en rodajas finas. Dejar a un lado.

Lavar el pepino y cortarlo en rodajas. Rellenar un vaso medidor y reservar. Dejar a un lado.

Combinar la palta, apio, rábanos, calabacín y pepino en una juguera, y pulsar. Transferir a un vaso y añadir la sal y agua.

Servir frío.

Información nutricional por porción: Kcal: 235, Proteínas: 5.6g, Carbohidratos: 22.3g, Grasas: 22.6g

39.   Jugo de Kiwi y Manzana

Ingredientes:

2 kiwis enteros, sin piel y por la mitad

1 manzana Granny Smith mediana, sin centro

3 damascos enteros, en trozos

1 banana grande, en trozos

Preparación:

Pelar el kiwi y cortarlo por la mitad. Dejar a un lado.

Lavar la manzana y cortarla por la mitad. Remover el centro y trozar. Dejar a un lado.

Lavar los damascos y cortarlos por la mitad. Remover los carozos y trozar. Dejar a un lado.

Pelar la banana y trozarla. Dejar a un lado.

Combinar el kiwi, manzana, damascos y banana en una juguera, y pulsar. Transferir a un vaso y añadir hielo.

Servir inmediatamente.

Información nutricional por porción: Kcal: 313, Proteínas: 5.4g, Carbohidratos: 91g, Grasas: 1.9g

40. Jugo de Col Rizada y Perejil

Ingredientes:

1 taza de col rizada, en trozos

2 tazas de perejil, en trozos

1 pomelo entero, sin piel

1 taza de sandía, en cubos

2 onzas de agua

Preparación:

Lavar la col rizada y perejil bajo agua fría. Romper con las manos y dejar a un lado.

Pelar el pomelo y trozarlo. Dejar a un lado.

Cortar la sandía por la mitad. Para una taza, necesitará un gajo grande. Pelarlo y trozarlo. Remover las semillas y dejar a un lado. Reservar el resto.

Procesar la col rizada, perejil, pomelo y sandía en una juguera. Transferir a vasos y añadir el agua.

Agregar hielo y servir inmediatamente.

Información nutricional por porción: Kcal: 161, Proteínas: 6.4g, Carbohidratos: 45.6g, Grasas: 1.5g

41.   Jugo de Jengibre y Pimiento

Ingredientes:

¼ cucharadita de jengibre, molido

1 pimiento rojo grande, en trozos

1 taza de coliflor, en trozos

1 taza de Brotes de Bruselas, por la mitad

2 onzas de agua

Preparación:

Recortar las hojas externas de la coliflor. Lavar y trozar. Rellenar un vaso medidor y reservar el resto en la nevera.

Lavar los brotes de Bruselas y recortar las capas marchitas. Cortarlos por la mitad y rellenar un vaso medidor. Dejar a un lado.

Lavar el pimiento y cortarlo por la mitad. Remover las semillas y rama. Trozar y dejar a un lado.

Combinar el pimiento, coliflor y brotes de Bruselas en una juguera, y pulsar. Transferir a un vaso y añadir el agua y jengibre.

Servir inmediatamente.

Información nutricional por porción: Kcal: 106, Proteínas: 9.6g, Carbohidratos: 30.9g, Grasas: 1.3g

42. Jugo de Coco y Col Rizada

Ingredientes:

1 taza de col rizada fresca, en trozos

1 onza de agua de coco

1 banana grande, sin piel y en trozos

1 manzana Granny Smith pequeña, sin centro

1 taza de Brotes de Bruselas, por la mitad

¼ cucharadita de jengibre, molido

Preparación:

Lavar la col rizada bajo agua fría y colar. Trozar y dejar a un lado.

Pelar la banana y trozarla. Dejar a un lado.

Lavar la manzana y cortarla por la mitad. Remover el centro y trozar. Dejar a un lado.

Lavar los brotes de Bruselas y remover las capas marchitas. Cortarlas por la mitad y dejar a un lado.

Combinar la col rizada, banana, manzana y brotes de

Bruselas en una juguera, y pulsar. Transferir a un vaso y añadir el agua de coco y jengibre.

Agregar hielo y servir inmediatamente.

Información nutricional por porción: Kcal: 223, Proteínas: 7.9g, Carbohidratos: 64.4g, Grasas: 1.6g

43.   Jugo de Limón y Remolacha

Ingredientes:

1 limón entero, sin piel

1 taza de remolachas, en rodajas

1 taza de frambuesas

1 pera mediana, en trozos

1 onza de agua

Preparación:

Pelar el limón y cortarlo por la mitad. Dejar a un lado.

Lavar las remolachas y recortar las puntas verdes. Cortar en rodajas y rellenar un vaso medidor. Reservar el resto.

Lavar las frambuesas usando un colador. Colar y dejar a un lado.

Lavar la pera y cortarla por la mitad. Remover el centro y trozar. Dejar a un lado.

Combinar el limón, remolachas, frambuesas y pera en una juguera, y pulsar. Transferir a un vaso y añadir el agua.

Refrigerar 5 minutos antes de servir.

Información nutricional por porción: Kcal: 165, Proteínas: 4.9g, Carbohidratos: 60.2g, Grasas: 1.4g

44.   Jugo de Arándanos y Ananá

Ingredientes:

1 taza de moras

1 taza de ananá, en trozos

1 lima entera, sin piel

1 banana grande, en rodajas

2 onzas de agua

Preparación:

Poner las moras en un colador pequeño y lavar bajo agua fría. Colar y dejar a un lado.

Cortar la parte superior del ananá. Remover la piel y cortar en rodajas finas. Rellenar un vaso medidor y reservar el resto.

Pelar la banana y cortar en rodajas. Dejar a un lado.

Pelar la lima y cortarla por la mitad. Dejar a un lado.

Combinar las moras, ananá, banana y lima en una juguera. Pulsar, transferir a un vaso y añadir hielo antes de servir.

Información nutricional por porción: Kcal: 222, Proteínas: 4.5g, Carbohidratos: 70.2g, Grasas: 1.4g

45.   Jugo de Berro y Romero

Ingredientes:

1 taza de berro, en trozos

1 rama de romero, picada

1 tomate entero mediano, en trozos

1 pimiento rojo grande, en trozos

1 onza de agua

Preparación:

Lavar el berro bajo agua fría. Colar y romper con las manos. Dejar a un lado.

Lavar el tomate y ponerlo en un tazón pequeño. Trozar y reservar el jugo.

Lavar el pimiento y cortarlo por la mitad. Remover las semillas y trozar. Dejar a un lado.

Combinar el berro, pimiento y tomate en una juguera, y pulsar. Transferir a un vaso y añadir el agua y jugo de tomate.

Rociar con romero y servir inmediatamente.

Información nutricional por porción: Kcal: 56, Proteínas: 3.5g, Carbohidratos: 15.1g, Grasas: 0.7g

46. Jugo de Zanahoria y Manzana

Ingredientes:

1 zanahoria grande, en rodajas

1 manzana Roja Deliciosa pequeña, sin centro

1 taza de apio, en trozos

1 limón entero, sin piel

¼ cucharadita jengibre, molido

1 onza de agua

Preparación:

Lavar y pelar la zanahoria. Cortar en rodajas y dejar a un lado.

Lavar la manzana y cortarla por la mitad. Remover el centro y trozar. Dejar a un lado.

Lavar el apio y trozarlo. Dejar a un lado.

Pelar el limón y cortarlo por la mitad. Dejar a un lado.

Combinar la zanahoria, manzana, apio y limón en una juguera, y pulsar. Transferir a un vaso y añadir el agua y jengibre. Si lo desea, añadir hielo picado.

Servir inmediatamente.

Información nutricional por porción: Kcal: 105, Proteínas: 2.4g, Carbohidratos: 32.8g, Grasas: 0.7g

47.   Jugo de Espinaca y Acelga

Ingredientes:

1 taza de espinaca fresca, en trozos

1 taza de Acelga, en trozos

1 taza de pepino, en rodajas

1 taza de col rizada fresca, en trozos

¼ cucharadita de jengibre, molido

1 onza de agua

Preparación:

Combinar la espinaca, col rizada y acelga en un colador grande. Lavar bajo agua fría y colar. Trozar y dejar a un lado.

Lavar el pepino y cortar en rodajas finas. Rellenar un vaso medidor y reservar el resto en la nevera.

Combinar la espinaca, acelga, pepino y col rizada en una juguera, y pulsar. Transferir a un vaso y añadir el jengibre y agua.

Refrigerar antes de servir.

Información nutricional por porción: Kcal: 63, Proteínas: 9.9g, Carbohidratos: 16.7g, Grasas: 1.6g

48. Jugo de Espinaca y Tomate

Ingredientes:

1 taza de espinaca fresca, en trozos

1 tomate mediano, en trozos

1 taza de repollo morado, en trozos

1 taza de remolachas, en rodajas

1 pimiento rojo grande, en trozos

¼ cucharadita de sal

Preparación:

Combinar la espinaca y repollo en un colador grande. Lavar bajo agua fría y colar. Trozar y dejar a un lado.

Lavar el tomate y trozarlo. Dejar a un lado.

Lavar las remolachas y recortar las partes verdes. Pelar y cortar en rodajas finas, y rellenar un vaso medidor. Reservar el resto.

Lavar el pimiento y cortarlo por la mitad. Remover las ramas y semillas. Trozar y dejar a un lado.

Combinar la espinaca, tomates, repollo, remolachas y pimiento en una juguera, y pulsar. Transferir a un vaso y añadir la sal.

Servir inmediatamente.

Información nutricional por porción: Kcal: 134, Proteínas: 11.5g, Carbohidratos: 39.1g, Grasas: 1.8g

49.　Jugo de Zanahoria e Hinojo

Ingredientes:

1 zanahoria mediana, en rodajas

1 bulbo de hinojo mediano

1 nudo de jengibre pequeño, sin piel

½ taza de repollo, en trozos

2 onzas de agua

Preparación:

Lavar y pelar la zanahoria. Cortar en rodajas finas y dejar a un lado.

Lavar el hinojo y remover las puntas verdes. Remover la capa externa. Trozar y dejar a un lado.

Pelar el jengibre y trozarlo. Dejar a un lado.

Lavar el repollo y trozar. Dejar a un lado.

Combinar la zanahoria, hinojo, jengibre y repollo en una juguera, y pulsar. Transferir a un vaso y añadir el agua. Refrigerar antes de servir.

Información nutricional por porción: Kcal: 72, Proteínas: 4g, Carbohidratos: 25.9g, Grasas: 0.7g

OTROS TITULOS DE ESTE AUTOR

70 Recetas De Comidas Efectivas Para Prevenir Y Resolver Sus Problemas De Sobrepeso: Queme Calorías Rápido Usando Dietas Apropiadas y Nutrición Inteligente

Por

Joe Correa CSN

48 Recetas De Comidas Para Eliminar El Acné: ¡El Camino Rápido y Natural Para Reparar Sus Problemas de Acné En 10 Días O Menos!

Por

Joe Correa CSN

41 Recetas De Comidas Para Prevenir el Alzheimer: ¡Reduzca El Riesgo de Contraer La Enfermedad de Alzheimer De Forma Natural!

Por

Joe Correa CSN

70 Recetas De Comidas Efectivas Para El Cáncer De Mama: Prevenga Y Combata El Cáncer De Mama Con una Nutrición Inteligente y Alimentos Poderosos

Por

Joe Correa CSN

www.ingramcontent.com/pod-product-compliance
Lightning Source LLC
Chambersburg PA
CBHW030257030426
42336CB00009B/413